RAPPORT

SUR UNE ÉTUDE PRATIQUE

SUR L'ÉTAT ACTUEL DE LA PROPHYLAXIE SANITAIRE INTERNATIONALE

RAPPORT

PAR LE Dʳ TH. LAENNEC

Directeur de l'Ecole de Médecine de Nantes

SUR UNE ÉTUDE PRATIQUE

SUR L'ÉTAT ACTUEL DE LA PROPHYLAXIE SANITAIRE INTERNATIONALE

DE M. LE Dʳ VALENTIN VIGNARD

Ancien médecin sanitaire à l'embouchure du Danube, membre correspondant
de la Société académique de la Loire-Inférieure,
Chevalier de la Légion-d'Honneur.

MESSIEURS,

M. le Dʳ Valentin Vignard, médecin sanitaire pendant
20 ans aux embouchures du Danube, membre correspondant
de la Société Académique, vous a adressé une étude pratique
sur l'état actuel de la prophylaxie sanitaire internationale,
qu'il a lue à la Société de Médecine publique et d'hygiène
professionnelle de Paris, dans sa séance de décembre 1888,
vous priant de vouloir bien soumettre cette question à
l'examen d'une Commission et d'en faire le sujet d'une
discussion à l'une de vos séances générales.

Vous avez accueilli favorablement le désir de notre collègue
et vous avez nommé une Commission dont j'ai l'honneur
d'être le rapporteur.

Cette Commission, composée de M. Lechat, membre de la
Chambre de Commerce, ancien maire de Nantes ; de M. G.
Goullin, ancien adjoint au maire de Nantes ; de M. le profes-

seur Chartier, médecin des épidémies ; de M. le Dr Hervouët, professeur d'hygiène ; de M. Delteil, ancien pharmacien en chef de la marine ; de M. le Dr Grimaud, ancien médecin de la marine ; de M. le Dr Ollive, professeur suppléant à l'Ecole de Médecine, et de notre excellent président, M. le professeur Andouard, a examiné avec l'attention qu'elle mérite la question soulevée par M. le Dr V. Vignard ; elle a suivi avec intérêt la savante discussion que le travail de M. Vignard a suscitée au sein de la Société de Médecine publique et, après en avoir délibéré, elle a approuvé les réflexions que je vais avoir l'honneur de vous soumettre.

Me défiant de mon inexpérience en matière de quarantaines sanitaires, et n'ayant jamais tant réfléchi à ce sujet, je vous le déclare en toute franchise, que depuis la lecture de l'intéressant mémoire de M. le Dr Vignard, je n'ai pas cru pouvoir mieux faire que de m'adresser à mon excellent confrère et ami, M. le Dr Griffon du Bellay, directeur de la santé maritime à Saint-Nazaire, le priant, non pas de me faire connaître son opinion sur l'utilité des quarantaines d'observations (je respecte trop la prudente réserve que lui commande sa qualité d'agent sanitaire), mais, du moins, de me fournir tous les renseignements sur ce qui se pratique à Saint-Nazaire et qui pourraient devenir de précieux éléments pour la confection de ce rapport.

Je me fais un pieux devoir de renouveler ici tous les remercîments que j'ai adressés déjà à M. le Dr Griffon du Bellay pour l'empressement qu'il a mis à répondre à ma demande et pour les documents si complets qu'il m'a communiqués.

L'argument principal de M. le Dr V. Vignard, son grand cheval de bataille, c'est l'inutilité des quarantaines d'observation, basée surtout sur la manière dont on les emploie.

Cela pouvait être vrai autrefois, cela peut encore se dire peut-être de ce qui se pratique dans le Levant ; mais en France, les agents maritimes, pénétrés de leurs devoirs, tout en n'approuvant pas toujours complètement la mesure des quarantaines, s'efforcent du moins de les utiliser au profit de l'hygiène publique et de l'hygiène du bord.

« Les Anglais, dit M. Vignard, qui se plaît à comparer
» dans la première partie de son travail leurs règlements
» sanitaires aux nôtres, les Anglais sont sévères pour les
» navires *infectés* ; nous le sommes pour les navires de prove-
» nance *suspecte* ; de telle sorte que les voyageurs, pour
» éviter les quarantaines françaises, désertent les paquebots
» français dès qu'ils le peuvent ou ne s'y embarquent pas du
» tout, s'il y a d'autres lignes nous faisant concurrence. »

Il est très exact que les passagers redoutent beaucoup l'ennui des quarantaines, mais nos paquebots sont-ils aussi désertés que le prétend notre collègue ; voilà qui est beaucoup moins certain.

Ce qu'on peut dire avec assurance, c'est que sur les lignes postales aboutissant à notre région, on entend peu de réclamations à ce sujet ; cela tient, selon M. le Dr Griffon du Bellay, à une circonstance particulière.

Quand un paquebot venant de Colon (Panama) et de la Martinique, ou bien de la ligne du Mexique et Havane, est simplement qualifié *suspect* et mis pour cette raison en quarantaine d'observation pendant 24 ou 48 heures, conformément au règlement, les passagers ne sont pas débarqués et envoyés au lazaret. Ils restent à bord où ils sont en quelque sorte chez eux ; cela leur fait en somme une journée de traversée de plus, deux quelquefois ; mais sans les ennuis d'un débarquement et d'une installation provisoire au lazaret qui sont assurément choses extrêmement pénibles, surtout pour les familles avec enfants.

La quarantaine d'observation se trouve donc réduite dans la grande majorité des cas à son minimum d'inconvénients et par cela même devient très supportable.

Cette simplification, qui n'est peut-être pas possible partout, tient à deux causes : 1° le lazaret de Mindin serait le plus souvent insuffisant pour recevoir tous les passagers d'un grand paquebot ; 2° la Compagnie transatlantique a intérêt à ce que sa clientèle habituelle souffre le moins possible des quarantaines, et pour la conserver, elle garde et nourrit ses passagers sans protester pendant la quarantaine d'observation. Elle supporte encore un autre préjudice, puisque tant qu'ils sont à bord, les règlements sanitaires lui interdisent de toucher au chargement de ses navires.

Il est bien entendu que s'il s'agissait d'un paquebot réellement *infecté,* ayant eu des cas de fièvre jaune ou d'autres maladies contagieuses depuis peu de temps ou en ayant à l'arrivée, il serait soumis à la quarantaine de rigueur et que ses passagers seraient débarqués au lazaret, comme cela a eu lieu en 1883, où 60 passagers furent cantonnés au lazaret.

Mais il s'agissait de fièvre jaune et la rigueur était justifiée.

Il y a, dans ce cas, des mesures sévères à prendre, dont personne ne peut contester la nécessité.

Et, du reste, M. Vignard ne discute que la quarantaine d'observation, la quarantaine préventive imposée à un navire en raison de sa provenance et lors même qu'il n'a pas eu de malades au cours de sa traversée. (Art. 38 du règlement du 28 février 1876.)

Cette quarantaine a-t-elle quelque utilité ?

Pour M. Griffon du Bellay elle a au moins deux avantages : 1° elle permet à l'Administration sanitaire de se prononcer mieux en connaissance de cause et d'éviter les surprises. Quand l'arraisonnement d'un navire ne laisse aucun doute, rien de plus facile assurément que de prendre une décision, mais le doute existe souvent.

S'il y a eu des malades pendant la traversée, il faut faire subir un long interrogatoire au capitaine, souvent même à l'équipage, et bien difficilement on arrive à poser un diagnostic sur une maladie qui nécessairement a été mal observée par des gens qui ne sont pas médecins et qui ont tout intérêt à dissimuler la vérité.

S'il y a des malades à bord, il faut les visiter avant de prendre une décision.

Tout cela n'est pas facile surtout quand il faut aller en mer et par certains temps.

Pour que l'inspection sanitaire puisse se faire avec circonspection et pour éviter les chances de surprises, les règlements veulent que l'agent chargé de cette délicate mission ait au moins 24 heures devant lui pour se prononcer lorsque le navire vient de provenance suspecte.

Cette mesure peut parfois paraître excessive, quand, par exemple, il y a à bord du navire suspecté un médecin digne de confiance, mais dans la majorité des cas, elle rend de réels services.

Tout homme qui a pratiqué l'arraisonnement dans une embarcation secouée par la houle, battu lui-même par les embruns de la mer, sait combien il faut de calme, de sang-froid pour démêler la vérité au milieu des arguments dont on l'enserre : atténuation de l'état sanitaire, exagération du préjudice à craindre ; tout est contre lui.

La quarantaine d'observation qui lui donne le temps de la réflexion est, ajoute M. Griffon du Bellay, son ancre de salut ;

2° Le règlement dit : (Art. 38, quarantaine d'observation) :
« L'autorité sanitaire est juge de la nécessité du déchargement

» sanitaire et de la désinfection dans tous les cas de quaran-
» taine d'observation. »

Dans la pratique, et c'est là ce qui préoccupe avec raison
M. le Dr V. Vignard, la désinfection est de règle absolue ;
son tort est de croire qu'elle ne se fait pas.

Il est clair, ainsi que le reconnaît M. Griffon du Bellay,
que sur un navire qui doit rester en observation que
24 heures, on ne peut pas faire une désinfection bien complète ;
c'est incompatible du reste avec la présence du chargement,
mais on peut faire beaucoup.

On peut faire laver à l'eau chlorurée ou phéniquée le linge
de l'équipage, faire monter sur le pont, ouvrir et nettoyer
tous les coffres, sacs, meubles d'attache, faire laver les
logements occupés pendant la traversée, faire brûler du soufre
pendant 10 à 12 heures sur les 24 heures d'observation, après
avoir pris soin d'y étendre sur des cordages les matelas et
couvertures, vêtements de drap, chaque chose séparément,
pour que tout y passe ; on peut même y consacrer un local
spécial pendant 15 ou 20 heures.

En même temps les panneaux des cales et faux-ponts sont
ouverts.

De deux choses l'une : ou bien ces compartiments sont peu
remplis et alors il est facile d'y faire brûler du soufre en
quantité suffisante, les panneaux refermés ; ou bien ils sont
bondés de marchandises ; dans ce cas il est évident qu'on
n'y peut rien faire d'utile dans un si court délai. Mais si l'on
juge ce délai insuffisant et la situation assez sérieuse, on
prend le temps de faire ce qui est nécessaire.

Il ne faut pas, du reste, un temps bien considérable à bord
d'un navire bien commandé et sous la surveillance d'un garde
sanitaire qui sait son métier pour faire dans une cale un vide
suffisant pour pratiquer d'abondantes fumigations.

Si cela est jugé nécessaire, une corvée de quelques hommes est embarquée pour la circonstance.

Si les marchandises extraites des cales ne peuvent trouver place sur le pont, elles sont débarquées dans une gabare où on les fumige sous bâche si l'opération paraît utile.

Tout cela, plus ou moins suivant les cas, se fait pendant les quarantaines d'observation. Il faut reconnaître que l'opération n'est pas toujours facile quand, par exemple, on est obligé d'agir sur une rade houleuse. Mais, selon M. Griffon du Bellay, avec de la bonne volonté et des gardes sanitaires bien dressés, on arrive à bonne fin.

Pendant toute la durée des épidémies de fièvre jaune aux Antilles, de choléra à Marseille, puis en Espagne, cette désinfection était devenue une opération absolument banale en rade de Saint-Nazaire : il en est évidemment de même dans tous les autres ports de France.

On peut se demander si tout cela est utile, si c'est efficace, si le bénéfice qu'en retire la santé publique est une compensation suffisante au préjudice incontestable qu'en éprouve l'armement du navire.

Ces délicates questions sont, il faut l'avouer, difficiles à résoudre ; mais, en tout cas, il ne nous paraît pas juste de dire avec M. Vignard que la quarantaine d'observation, même simplement préventive, est un temps perdu.

Bien conduite, elle donne le maximum de désinfection possible, c'est-à-dire de garantie pendant le minimum de temps dépensé.

Et véritablement, m'écrit M. Griffon du Bellay, quiconque a vu l'état de souillure et de malpropreté dans lequel arrivent certains navires, peut se demander s'il ne serait pas bon de les soumettre tous à ce recurage réservé à ceux-là seuls qui sont réputés de provenance suspecte.

D'après ces renseignements précis que m'a fournis M. le

Dr Griffon du Bellay, après avoir entendu la relation de ce qui se fait à Saint-Nazaire et probablement dans tous les ports français, vous penserez sans doute comme moi, Messieurs, qu'il est vraiment impossible d'admettre avec M. Vignard (p. 5) que, dans la pratique, la désinfection ne vient qu'en seconde ligne et comme accessoire de la quarantaine.

Ne vous paraît-il pas plus équitable d'admettre que la quarantaine mitigée, qui est la base du système français, intelligemment appliquée par l'autorité sanitaire, lui permet de faire effectuer la désinfection dans les limites qu'elle juge nécessaires.

Dans la séance du 28 décembre 1888 de la Société de médecine publique et d'hygiène professionnelle, M. le professeur Proust, inspecteur général des services sanitaires, et notre éminent concitoyen M. le Dr Vallin, médecin-inspecteur de l'armée, directeur de l'école de médecine militaire et de la santé du corps d'armée de Lyon, ont critiqué avec une grande autorité le mémoire de M. Vignard.

Tous les deux, cependant, sont d'accord pour reconnaître que les quarantaines, même réduites à quelques jours d'observation, sont condamnées en principe, qu'elles ne sont plus qu'un pis-aller, une mesure transitoire, en attendant la réalisation d'un travail d'assainissement, d'inspection sanitaire, qui demandera encore de nombreuses années.

Nous devons être d'autant plus vigilants que nos ports ne sont pas assainis et que nous ne possédons pas, comme l'Angleterre, une loi contre les maladies transmissibles.

Chez nous, les autorités sanitaires n'ont pas, comme chez nos voisins, le pouvoir: « De faire transporter dans les hôpi-
» taux ou abris, là où ils existent, par ordre du magistrat,
» sur le rapport d'un médecin dûment qualifié, toute per-
» sonne qui, atteinte d'une maladie contagieuse dangereuse,

» se trouve sans logement convenable et sans ressources
» suffisantes, ou logée dans une chambre occupée par plus
» d'une famille ou *à bord d'un navire quelconque.* » De
poursuivre: « 1º Toute personne qui, se trouvant en puissance
» d'une maladie infectieuse dangereuse, s'expose volontai-
» rement et sans précautions convenables contre la diffusion
» de cette maladie, dans une rue, un lieu public, une
» boutique, une auberge ou une voiture publique, sans avoir
» préalablement averti le propriétaire, le conducteur ou le
» cocher qu'elle est atteinte d'une telle maladie ; 2º toute
» personne qui, ayant la responsabilité d'un malade, met ce
» malade dans les conditions précédentes ; 3º toute personne
» qui donne, prête, vend, transmet ou expose, sans désin-
» fection préalable, de la literie, des chiffons ou autres
» objets qui ont été exposés à être infectés par une telle
» maladie ; 4º tout propriétaire ou cocher de voiture
» publique qui n'a pas immédiatement pourvu à la désin-
» fection de sa voiture après que, à sa connaissance, elle a
» servi au transport d'une personne atteinte d'une maladie
» infectieuse dangereuse ; 5º tout propriétaire d'une maison
» dans laquelle une personne a souffert d'une maladie infec-
» tieuse dangereuse et qui, en connaissance de cause, la
» loue en tout ou en partie, sans l'avoir préalablement désin-
» fectée, ainsi que tous les objets qui y sont contenus
» susceptibles de retenir l'infection, et cela à la satisfaction
» d'un médecin dûment qualifié ; 6º toute personne qui, mon-
» trant une maison ou une partie de maison dans le but de
» la louer, fera de fausses déclarations touchant l'existence
» de maladies infectieuses dans cette maison, soit au moment
» même, soit dans les six semaines précédentes. »
En attendant que soient accordés les crédits nécessaires
pour l'assainissement de nos ports et que nous ayons obtenu
une loi qui nous arme, comme les Anglais, contre la trans-

mission des maladies infectieuses, il faut encourager le Gouvernement à répandre dans les populations les saines tradi-
tions de l'hygiène.

Nous sommes, sous ce rapport, il faut le reconnaître en
toute humilité, bien inférieurs à nos voisins.

L'Angleterre a mis, dit-on, près de quarante années à
réformer les mœurs de ses populations au point de vue de
l'hygiène privée et de l'hygiène publique.

En France, aujourd'hui, ces réformes, dont le besoin est
urgent, pourraient être obtenues rapidement et facilement. Le
Gouvernement est parfaitement armé pour cela.

Par l'école primaire il tient tous les enfants du pays; il les
retrouve, adolescents ou adultes, dans l'enseignement secon-
daire ou à la caserne. Il peut donc agir pendant plusieurs
années sur le plus grand nombre de ses citoyens et inculquer
aux générations présentes et futures les notions spéciales
d'hygiène.

L'école et l'armée doivent devenir les foyers actifs de la
transformation, j'oserai dire de l'épuration de la nation; et
M. Vignard, dans sa réplique à M. Proust, émet une excel-
lente idée, qu'on ne saurait trop vulgariser, quand il dit
qu'il faut faire une véritable croisade contre les habitudes
anti-hygiéniques, qu'il faut partout proclamer que sans la
propreté parfaite du corps, de la maison, du sol, de l'eau,
rien ne peut nous protéger individuellement et collectivement
contre les atteintes des épidémies.

Jusque-là, peut-on dire que le temps est venu de supprimer
les quarantaines d'observation, dont les rigueurs sont sin-
gulièrement et de plus en plus adoucies dans la pratique :
nous ne le pensons pas.

Il faudrait, en tout cas, y préparer les esprits : pour le
moment, ils n'y sont pas suffisamment.

Permettez-moi, Messieurs, de vous rappeler ce qui s'est

passé au sein du Conseil central d'hygiène de la Loire-Inférieure, c'est-à-dire dans une réunion de médecins, quand la dernière épidémie de choléra a éclaté à Nantes.

Immédiatement on a accusé le service sanitaire de Saint-Nazaire de lui avoir ouvert la porte.

La désinfection des navires de Marseille y était soigneusement pratiquée, et ceux qui devaient remonter jusqu'à Nantes étaient l'objet d'une surveillance spéciale.

Cependant, un de ces navires, qui était remonté dans notre port avec un chargement d'os, fut incriminé d'avoir apporté le choléra.

Il a été prouvé depuis qu'il n'était pour rien dans l'éclosion de l'épidémie. Mais si M. le Dr Chartier n'avait pas trouvé une autre piste, l'accusation persistait et la légende s'établissait.

On peut bien dire qu'à ce moment, le Conseil central d'hygiène de la Loire-Inférieure n'était nullement d'avis de supprimer la quarantaine d'observation et la désinfection qui l'accompagne.

Le commerce eût-il alors demandé cette suppression ? Nous ne le pensons pas, bien qu'il souffrît beaucoup. Aussi, lorsque plus tard, l'épidémie s'est déclarée en Espagne, la Chambre de Commerce de Nantes a été la première à demander à l'Administration si elle prenait des précautions. (Août 1885.)

Je n'ai pas besoin de vous dire que toutes les précautions étaient rigoureusement observées.

Il est vrai d'ajouter que quelques jours après, elle appelait l'attention de l'Administration sur le préjudice que les mesures adoptées causaient au commerce maritime et en particulier à celui des minerais de Bilbao. C'était cependant nécessaire ; ou bien, m'écrit M. Griffon du Bellay, il fallait arrêter, si peu que ce fût, les navires de cette provenance et faire tort à un commerce qui ne fait de bénéfices qu'à coups de vitesse, ou bien il fallait se croiser les bras et il n'y avait plus alors à demander quelles mesures on prenait.

La population est-elle mieux disposée que le corps médical et le commerce à accepter la suppression des quarantaines ?

Ce n'est pas probable, à en juger d'après ce qui vient de se passer au Conseil d'administration de l'hospice de Saint-Nazaire.

Il y a été demandé que cet établissement refusât des malades provenant d'un navire qui a été mis en quarantaine d'observation, ne fût-ce que 24 heures, et ce malade ne fût-il lui-même qu'un simple blessé.

Il est suspect par sa provenance et c'est le lazaret qui doit le recevoir.

L'heure ne paraît donc décidément pas venue de renoncer aux quarantaines d'observation, mais elles doivent être réduites au minimum de durée permettant une désinfection efficace.

La Commission se range à l'avis exprimé dans le rapport du Dr Laënnec et pense qu'il n'y a pas lieu de renoncer aux précautions actuellement prises avant d'admettre à la libre pratique les navires de provenance suspecte.

A cet égard, il lui paraît désirable :

1º Que ces navires soient retenus en observation jusqu'à ce qu'il paraisse bien établi que leur déchargement ne fera courir aucun danger à la santé publique ;

2º Que, dans les cas d'une gravité évidente et exceptionnelle, la quarantaine de rigueur soit maintenue ;

3º Que, s'il y a doute, le temps d'observation soit employé à faire subir aux passagers et aux marchandises une désinfection aussi efficace que possible.

Les intérêts en jeu exigent que cette opération soit commencée dès l'arrivée du navire et menée très activement, sans pourtant que sa rapidité puisse nuire à la sûreté des résultats. Les étuves mobiles et les fumigations déjà en usage permettent d'ailleurs aujourd'hui un assainissement assez prompt, qu'il s'agit seulement de perfectionner.

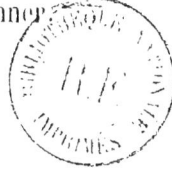

Nantes, Mᵐᵉ ᵛᵉ Camille Mellinet, imp. — L. Mellinet et Cⁱᵉ, sucʳˢ.

72

www.ingramcontent.com/pod-product-compliance
Lightning Source LLC
Chambersburg PA
CBHW060534200326
41520CB00017B/5234